T d $\frac{52}{5}$

OBSERVATIONS

Relatives aux causes des maladies épidémiques qui affligent divers cantons de la France, et aux moyens propres à en prévenir les atteintes; suivies d'une instruction importante pour l'humanité, concernant le devoir des Gardes-malades.

Par M. F. FRIER, docteur en médecine.

L'OBSERVATION et l'expérience dans l'exercice de la médecine, ainsi que dans la physique, furent toujours la vraie manière d'étudier la nature. C'est par l'observation qu'Hypocrate et ses disciples ont établi le véritable principe de l'art de guérir, principe inébranlable et contre lequel toutes les différentes opinions de tous les siècles viendront se briser. S'il est des circonstances où l'on sente toute la nécessité et l'avantage de l'observation fondée sur l'expérience, c'est principalement dans les maladies épidémiques. Ces maladies, en effet, semblent avoir toutes un génie particulier, qui exige du médecin l'attention la plus scrupuleuse et la prudence la plus consommée. La saison, la constitution atmosphérique, la situation des lieux, le tempérament, le régime ordinaire des malades, leurs occupations, leur nourriture, leur boisson, leur âge, leur sexe, etc., sont autant de circonstances différentes, qu'on ne doit pas perdre de vue; mais il

A

en existe encore d'autres qui échappent à nos sens, et qui font quelquefois échouer les remèdes les plus propres en apparence à détruire le mal. Ces circonstances sont les erreurs qu'on peut commettre dans le traitement, non-seulement des maladies épidémiques, mais encore dans celui de plusieurs autres, et sur-tout dans les cas où le principe morbifique n'est pas évident. Les avis des praticiens sont partagés : les uns, frappés de ce que plusieurs malades sont morts après la saignée, sans observer si elle a été faite d'après la vraie indication, si elle a été trop forte ou trop faible, trop réitérée ou pas assez, sans avoir même égard au tempérament, au genre de maladie, prononcent affirmativement que la saignée (1) est généralement contraire, et qu'elle ne doit être employée dans aucun cas; d'autres vantent les diaphorétiques, parce qu'ils ont vu des guérisons opérées, même naturellement, par les sueurs; quelques-uns se déclarent pour les vomitifs (2), d'autres enfin pour les béchi-

(1) La saignée faite à propos et ménagée avec soin dans certains cas, dès le commencement de la maladie, peut être d'un grand secours : elle délivre la nature du poids qui l'opprime, la fortifie, ranime la circulation, et, en détendant les vaisseaux, facilite la résolution et procure le retour de la transpiration; mais elle ne doit point être prodiguée, et ne peut être employée que dans le traitement du catarre chaud, et non dans celui du froid.

(2) Les vomitifs violens sont très-dangereux; mais les purgatifs les plus doux, au contraire, conviennent ordinairement dans l'état de coction, lorsque la maladie touche à sa fin, et doivent être répétés deux ou trois fois.

ques (1) , les adoucissans, les délayans , la thériaque , etc.

On ne peut asseoir de jugement certain sur
les causes des maladies et sur les divers traitemens , que d'après l'observation la plus constante
et l'expérience la plus générale. Faire le tableau
détaillé des maladies épidémiques qui ont régné en
Europe depuis 1500 jusqu'à ce jour ; parcourir
celles qui ont été observées en différens tems par
les *Baglivi*, *Sydnham*, *Hoffmann* et tant d'autres
célèbres médecins , tant anciens que modernes ;
comparer les diverses opinions de ces grands
hommes sur les causes et le traitement de ces
maladies , serait faciliter le lecteur à faire lui-
même des réflexions plus importantes que les
miennes. Mais ce qui a déjà été dit sur les causes
occasionnelles et sur la méthode curative de ces
maladies , ne laisse rien ignorer aux véritables
praticiens.

Le principe des maladies régnantes est , 1.º
la vapeur des volcans qui ont causé des tremblemens de terre.

2.º Les exhalaisons qui se sont élevées des
terres qui ont été inondées , en l'an 9 et en l'an
10 (2) ; par les eaux des torrens et des rivières.

---

(1) Les béchiques produisent rarement l'effet qu'on
devrait en attendre ; mais les diurétiques, au contraire ,
surpassent souvent les espérances et facilitent le rétablissement de la transpiration, ainsi que la secrétion des
urines.

(2) C'est sur-tout dans le tems des inondations causées
par les premières pluies qui tombent après une grande
sécheresse, qu'on doit redoubler de soins pour se préserver de l'influence d'un air chargé de vapeurs malfaisan-

3.º Les variations de l'asmophère , sur-tout depuis nivôse jusqu'à la fin de prairial dernier.

4.º Les chaleurs brûlantes entre-mêlées de quelques froid et brouillards , le vent sud-est régnant le matin, et celui du nord-est le soir. Cette vicissitude de chaleur et de froid provoquait et supprimait alternativement la transpiration, et par-là dérangeait l'équilibre et l'harmonie de nos fonctions, ainsi que cela a eu lieu presque continuellement tout le cours de l'année. Cette alternative fâcheuse a, d'un côté, relâché la fibre, ouvert les pores, et de l'autre, les a resserrés, en faisant refluer ou répercuter la transpiration dans les grands vaisseaux, ce qui a donné naissance aux maladies régnantes. En effet, la limphe excrémenticielle qui s'évacue ordinairement par ses différens émonctoires , trouvant alors les pores bouchés par le froid continué, se reporte à l'intérieur et produit les maladies épidémiques, tant simples que compliquées; telles sont les rhumes , les esquinancies catarrales, les péripneumonies inflammatoires , les pleurésies

---

tes, de miasmes pestilentiels, produits par les limons impurs des matières détachées, entraînées par des torrens d'eau , et déposées par les rivières ou fleuves sur les terres voisines. On doit aussi prévenir les effets nuisibles que peut causer la vapeur qui s'échappe d'une terre très-sèche après une petite et première pluie, en fermant les appartemens et en y faisant des feux clairs, des fumigations de genièvre , des évaporations de vinaigre , dans lequel on aura fait infuser de l'ail , de l'estragon, du camphre, etc. , versé sur une pelle rougie. On peut en user de même dans les écuries, et ne faire paître les bestiaux que lorsque l'herbe serait sèche.

vraies ou fausses, les fièvres catarrale, bilieuse, putride, vermineuse, intermitente, dyssentérique, rhumatismale, etc.

5.º Les petites pluies froides que nous avons éprouvées dans les premiers jours de messidor.

6.º Enfin, la sécheresse extrême depuis le 15 de ce mois jusqu'à la fin de fructidor courant, à part quelques pluies d'orage qui ont tombé, à la fin de thermidor dernier, dans plusieurs cantons, ce qui a donné une exhalaison nuisible, qui, par sa malignité, a augmenté le nombre des maladies, en les rendant plus graves. Telles sont celles qui affligent celui de St.-Egrève et autres lieux.

Au moment où j'allais livrer à l'impression ce petit ouvrage, il m'est tombé sous la main un rapport (1) fait à ce sujet à la société de médecine de Paris; et comme les vues qu'il renferme sont conformes aux miennes, je crois devoir supprimer une partie de mes réflexions pour les remplacer par cet utile rapport.

Rapport fait à la Société de médecine, dans sa séance du 15 pluviôse an 11, sur l'affection catarrale régnante.

« La société nous a chargés, les citoyens Lafisse, Bouvier, Sédillot jeune, l'Eveillé et moi, de lui faire un rapport sur la fièvre catarrale qui règne à Paris depuis près d'un mois. Nous lui apportons le tribut de nos méditations et le ré-

(1) Voyez le n°. 142 du journal du commerce.

A 3

sumé des opinions qui ont été émises par ses membres, dans la conférence qui a eu lieu à la séance dernière sur cet important objet, d'après l'invitation du préfet de la Seine.

Conseils aux citoyens de Paris, sur la nature et le traitement de l'affection catarrale qui règne en cette ville depuis le mois de nivôse dernier.

§. I.er

» La maladie qui règne à Paris cet hiver, est une fièvre catarrale jusqu'à présent bénigne de sa nature, mais qui peut avoir une issue funeste par des causes accidentelles qui seront plus bas développées. Ce catarre a pour causes déterminantes les variations singulières qui ont caractérisé la température depuis deux mois ; le souffle des vents de nord et de nord-est pendant la nuit, des vents de sud et de sud-ouest pendant le jour ; le passage rapide, et dans l'espace de quelques heures, de 4 à 5 degrés au-dessous de la congélation, à 5 et 6 degrés au-dessus, en conséquence les brusques alternatives du froid et d'humidité qui signalent la constitution actuelle. Il faut réunir à ces causes l'humidité constante de l'automne dernier, laquelle avait succédé à une sécheresse extrême de trois mois consécutifs, qui avait disposé l'économie animale à une grande irritation.

§. II.

» L'histoire et le traitement bien connus de toutes les affections catarrales qui se sont succédées en France depuis 1500, jusqu'à celle

qui règne cette année, ne laissent aucun doute
aux praticiens ni sur la nature de cette maladie,
ni sur la méthode curative rationnelle qui lui
convient davantage.

§. I I I.

Symptômes généraux de la maladie.

» Mal-être, défaut d'appétit pendant quelques
jours, frissons plus ou moins longs, renaissans
au moindre mouvement du corps, même dans
le lit, alternans avec une chaleur vive ; douleur
gravative à la tête, au front, au-dessus des sour-
cils ; souvent disposition prochaine à l'assoupis-
sement, corps appesanti, affaibli ; courbatures,
sueurs partielles, perte totale d'appétit, langue
blanche ou jaunâtre, redoublement de la fièvre à
l'entrée de la nuit, quelquefois après minuit; rémis-
sion des symptômes le matin; pouls fréquent, serré,
souvent déprimé, se développant à mesure que
la maladie s'avance vers une terminaison heureuse, en conservant le même caractère : la fièvre dure trois, cinq, sept, douze, quinze jours,
quelquefois plus, mais alors son caractère a
dégénéré. Elle se termine ou par des urines chargées, briquetées, déposant un sédiment épais,
ou par des sueurs abondantes et universelles,
ou par une expectoration puriforme plus ou moins
longue, ou enfin par des déjections muqueuses
et bilieuses ; quelquefois plusieurs de ces excrétions se réunissent pour compléter la crise.

A 4

§. IV.

Différences du catarre dominant d'après son siége.

PREMIÈRE VARIÉTÉ.

Catarre nazal. Rhume de Cerveau.

» Symptômes généraux ci-dessus énoncés ; plus, enchifrenement, vertiges, tintement, douleur aiguë d'oreille, gonflement des glandes parotidiennes. Grande difficulté de respirer par les narines, visage gonflé, rouge, quelquefois bouffissure douloureuse de la face, présentant un caractère comme érysipélateux ; yeux larmoyans avec rougeur de la conjonctive, écoulement d'un fluide séreux, plus ou moins âcre, par les narines, et les yeux tuméfiant, rougissant, excoriant souvent le nez et les lèvres ; d'autres fois engoûment tenace des organes, sans écoulement de sérosités.

DEUXIÈME VARIÉTÉ.

Catarre guttural. Esquinancie catarrale.

» Symptômes généraux de la maladie ; plus, mal de gorge naissant avec le frisson, s'accroissant avec la fièvre ; gonflement et légère phlogose de l'arrière-bouche, du voile du palais, de la luette, des amygdales; sensation très-douloureuse le long de la trachée-artère, difficulté de respirer et d'avaler, enrouement, aphonie, toutes les parties de l'arrière-bouche enduites d'un mucus plus ou moins épais.

TROISIÈME VARIÉTÉ.

Catarre bronchial. Rhume , péripneumonie catarrale.

» Symptômes généraux ; plus , toux d'irritation vive et sèche , difficulté de respirer, oppression, point de côté piquant , à la région des fausses côtes et immédiatement sous la peau ; douleurs vagues , fugaces , semblables aux rhumatismales, se portant çà et là sur la poitrine et les reins : crachats difficiles , écumeux, souvent sanglans ; hémorragie par le nez, la poitrine ; les hémorroïdes , tantôt symptômatiques, tantôt critiques, mais dissipant presque toujours le mal de tête. Cette espèce est souvent difficile à distinguer de la péripneumonie ou fluxion de poitrine. Il n'y a que la gravité des accidens et le siége de la douleur qui puissent , en ce cas, déterminer le diagnostic. Cette maladie se termine par l'expectoration ou les sueurs ; les crachats deviennent peu à peu plus faciles dans leur excrétion au tems de la crise ; ils sont épais , blancs , puriformes. Quelquefois à cette maladie succèdent , par métastase ou crise imparfaite , des douleurs rhumatismales sur les membres.

QUATRIÈME VARIÉTÉ.

Catarre suffoquant.

» Cette variété est heureusement très-rare , les vieillards, les individus cacochymes y sont plus exposés ; elle est quelquefois la suite de mau-

vais traitemens ou d'erreurs dans le régime , et
enlève les malades au moment où on s'y attend
le moins; elle s'annonce par un poids considérable sur la poitrine, une oppression extrême,
le sifflement des bronches ; les forces tombent
tout-à-coup, l'affaissement du malade s'accroît
rapidement, une congestion subite dans l'organe
pulmonaire décide une mort prompte.

CINQUIEME VARIÉTÉ.

Catarre intestinal.

» Quelquefois la cause de la maladie se porte
sur le tube intestinal, détermine des coliques
muqueuses plus ou moins vives, ou une affection dissentérique qui épuise très-promptement
les malades.

» *Observ.* Il faut remarquer que les variétés
que nous venons de caractériser ne sont pas
toujours ainsi isolées chez les malades. Le plus
souvent, l'affection catarrale attaque d'abord la
tête, puis se porte sur la gorge et la poitrine ;
d'autres fois, le catarre saisit plusieurs organes
en même tems.

§. V.

Différence du catarre dominant, d'après sa nature. Catarre inflammatoire.

» Symptômes généraux ; plus, point pleurétique fixe, occupant le milieu de la sixième des
vraies côtes, ou oppression considérable, pouls
fréquent, dur, fort ou serré ; difficulté extrême
de respirer, urines rouges, visage gonflé, allu-
mé ; cette espèce est fort rare, quant à présent,

dans la maladie actuelle; mais elle deviendra plus commune si les froids secs se déclarent et continuent quelque tems. La saignée alors deviendra plus fréquemment nécessaire; on voit par-là combien sont pernicieux les prétendus avis donnés au public sur le danger des saignées dans cette affection catarrale, qui peut en exiger d'un moment à l'autre. Cette espèce attaque les sujets jeunes, vigoureux, pléthoriques; elle ne se contracte guère que par l'action subite d'un air froid et sec sur le corps échauffé.

Catarre gastique, catarre compliqué de fièvre putride ou adynamique.

» Cette espèce est commune dans la classe des ouvriers, des artisans, dans les hôpitaux civils et militaires; elle attaque spécialement les individus pauvres, vivant de mauvais alimens, assujétis à un travail qui excède leurs forces, manquant de secours dans leurs maladies. Le catarre simple prend facilement ce caractère chez les gens faibles, épuisés, cacochymes, les femmes en couche, etc.

» Symptômes généraux; plus, prostration des forces, langue chargée, bilieuse, altération des fonctions intellectuelles, découragement, perte d'appétit, troubles, flatuosités du bas ventre, pâleur terne du visage, horreur des alimens de nature animale, nausées, vomissemens, accidens nerveux, pouls fréquent et déprimé, signes de la présence des vers dans le tube alimentaire.

§. VI.

» Les différences que nous venons d'assigner,

sont importantes à reconnaître dans la maladie régnante ; elles constituent des variétés qui appellent des modifications dans le traitement. Toute méthode curative exclusive n'est donc qu'un procédé empyrique, produit de l'ignorance ou du charlatanisme.

§. VII.

Pronostic.

» La durée de la fièvre catarrale est relative à son siége, à sa nature, et à la disposition de l'individu malade. Quand elle est simple et convenablement traitée, elle se termine du 4 au 7 ; d'autres fois elle se prolonge plus ou moins. Le rhume persiste souvent après la fièvre, et fait long-tems souffrir, particulièrement les vieillards, les sujets dont la poitrine est délicate, ou dont la constitution est muqueuse. Les rechûtes sont fréquentes, la convalescence est souvent difficile. Il faut l'observer de près, parce que l'affection catarrale peut dégénérer en phtysie pulmonaire.

» Les urines qui deviennent troubles, bourbeuses, plus ou moins briquetées, annoncent la fin de la maladie, ou au moins celle de la fièvre ; les sueurs et l'expectoration forment aussi une crise qui juge la maladie.

» Nous l'avons déjà déclaré : la maladie régnante n'est pas de mauvaise nature, mais elle peut devenir dangereuse par les causes suivantes :

» 1.º Les hommes peu aisés qui en sont frappés, la négligent souvent dans son principe, ne changent pas leur manière de vivre, continuent à demeurer exposés à l'action des causes qui

l'ont fait naître ; l'irritation s'accroît, l'inflammation de poitrine se déclare , ou le catarre se com-
plique de fièvre *nerveuse* dite *putride*.

» 2.° D'autres, cédant au préjugé, pensent que
cette maladie doit se guérir en rétablissant promp-
tement la transpiration , et, sans avoir égard à
l'irritation qui caractérise l'invasion, ils se gor-
gent de médicamens chauds et stimulans, exci-
tent des sueurs d'expression , et changent un catarre simple en péripneumonie mortelle.

» 3.° Quelques-uns abandonnent leur confiance
à des hommes sans talens, ou, ce qui n'est pas
moins dangereux, à des hommes à système, qui
ne voyant dans cette maladie qu'une inflammation de poitrine à combattre , ordonnent indis-
tinctement, sans égard aux circonstances, des
saignées fortes et répétées, jusqu'à la dispari-
tion du point pleurétique ou de la difficulté de
respirer ; ils fondent la nécessité de la répétition
des saignées sur la présence de la *couënne pleurétique*, tandis que tous les gens instruits savent
que cette couënne n'est pas toujours le produit
de l'inflammation , qu'elle a lieu chez les femmes
grosses indisposées , dans les affections rhumatismales, et dans une foule d'autres maladies
qui ne sont nullement inflammatoires. Par cette
méthode meurtrière, les forces sont épuisées,
la nature n'a plus de moyen de réaction, le
malade meurt par l'engorgement de l'organe pulmonaire. Cet abus des saignées n'est pas moins
dangereux que leur exclusion absolue.

» L'usage immodéré des potions syrupeuses ,
des loks huileux, des tisanes mucilagineuses, est
encore une cause des accidens et de l'issue fu-

neste de cette fièvre catarrale ; il faut porter le
même jugement sur l'administration précoce ou
inconsideree des purgatifs, donnés souvent au
moment où la nature méditait une crise salutaire par une autre voie : cette crise èst trou-
blée, les accidens les plus fâcheux se déclarent ;
des métastases funestes sont le fruit de ces traitemens hasardés. La plupart de ces malheurs,
il faut oser le dire, arrivent, parce que cette ville
immense compte une foule de médicastres,
d'hommes exerçant sans connaissance, sans titre
légal, et pour qui le droit de patente est un
brevet d'impunité. Que l'on écarte ces causes
accidentelles, mais multipliées, de la mortalité
de la maladie régnante, et cette maladie par-
courra ses tems doucement et sans danger, par
le traitement le plus simple, sous la direction
des vrais médecins.

» Ces détails, dans lesquels la société de médecine a cru devoir entrer pour l'intérêt public,
prouvent assez que le catarre régnant n'a nul
rapport avec aucune de ces maladies épidémiques
désastreuses, auxquelles l'impéritie ou la mal-
veillance voudrait l'assimiler.

» Il n'est pas moins vrai qu'aucune des substances, alimens ou boissons, dont les habitans de
Paris usent habituellement, ne peut être comp-
tée au nombre des causes de la maladie. Pour
effacer enfin les fâcheuses impressions qu'a pu
faire naître le nombre des morts trop multiplié
depuis deux mois, il suffit d'observer que l'on
ne doit pas l'attribuer entièrement à la maladie
régnante, la saison actuelle étant chaque année
funeste aux vieillards, aux individus épuisés,

enfans en bas âge, à tous ceux qui sont depuis long-tems atteints de maladie chronique. Il est donc très-important de défalquer du nombre général des morts depuis deux mois, tous ceux qui ont succombé à des maladies qui n'appartiennent pas spécialement à l'affection catarrale dominante.

Traitement général de la maladie.

» Diète dans les premiers jours, abstinence des nourritures animales dans le cours de la maladie; garder le lit, s'y tenir dans un état de chaleur modérée; boissons pectorales simples ou miellées, prises chaudes, souvent et en petite quantité; infusion de fleurs pectorales; décoction de son, bouillons avec le veau, les oignons, les navets; vapeurs d'eau chaude reçues par les narines et la bouche; le soir, quelques verres d'infusion de coquelicot adoucie avec le sirop de guimauve ou le sirop de diacode, s'il y a insomnie, ce qui est ordinaire; quelques bains de pieds de dix à douze minutes; des lavemens émolliens ou rendus laxatifs par l'eau, le lait et la cassonade. La nature, ainsi aidée, termine heureusement la maladie : quelques minoratifs à la fin, suivis de légers toniques; plus le traitement est simple, plus la convalescence est facile et sure.

Conseils prophilactiques ou préservatifs.

» Comme le *catarre régnant* tient essentiellement à la constitution atmosphérique, il est difficile de se soustraire à l'action des causes générales qui déterminent la maladie; on peut cependant espérer, avec raison, de lui échapper ou du moins de la voir parcourir doucement et sans danger ses périodes, en prenant les précautions suivantes :

» Éviter l'impression de l'air froid et sec, ou froid et humide sur les organes de la respiration, et sur-tout sur un point circonscrit de la surface du corps qui se trouverait échauffée ou en sueur; se garantir soigneusement de toute transition brusque d'une température à l'autre; ne point s'exposer le matin à l'action de l'air extérieur, avant d'avoir bien desséché, par quelques frictions, l'organe de la peau humide des sueurs ou de la transpiration de la nuit; se tenir les pieds continuellement à l'abri du froid humide; être toujours vêtu proprement et chaudement; porter des laines sur la peau, si l'on est sujet aux affections catarrales ou rhumatismales; vivre sobrement; faire choix d'alimens de bonne qualité; ne point sortir le matin à jeun; se rappeler sur-tout que ce n'est pas dans le tems des fortes gelées ou des froids continuels que survient l'affection catarrale, que c'est plutôt lorsque l'humidité froide prédomine, à l'instant de la fonte des glaces, lorsque le thermomètre de Réaumur indique quelques degrés au-dessus de la congélation, et pendant les longues pluies.»

RÉFLEXIONS.

LES conseils généraux qu'a publiés la célèbre société de médecine de Paris, sur la nature et le traitement des maladies régnantes, peuvent s'appliquer s'appliquer dans tous les cas que présentent les maladies épidémiques, tant simples que compliquées, puisqu'elles ont toutes pour causes premières les exhalaisons nuisibles, la suppression de la transpiration, tant sensible qu'insensible, soit par le vice de la constitution atmosphérique, soit par les exhalaisons qui s'échappent des matières, des substances corrompues ou des eaux croupissantes, soit par l'intempérance du régime, soit enfin par l'imprudence que commettent les hommes dans la manière de s'habiller, sur-tout les habitans des campagnes, qui ne sont point assez attentifs à leur conservation; ils ne prennent aucune précaution pour se garantir des maux qui les menacent. La plupart, par défaut de mœurs, se livrent à tous les genres d'excès dans leur conduite, négligent les moyens de se garantir de l'impression de l'air froid et sec, ou froid et humide (1). Les erreurs commises dans

_____

(1) L'air agit sur le corps de deux manières, soit à l'extérieur, en frappant sa superficie et produisant différens effets sur la transpiration; soit à l'intérieur, par les organes de la respiration et de la sanguinification; et c'est alors principalement, s'il est altéré par quelques exhalaisons méphitiques, qu'il y a de la malignité dans les maladies qu'il occasionne. L'air agit à l'intérieur et à l'extérieur, principalement lorsque le tems est chargé de brouillards. En effet, le brouillard est ordinairement une vapeur qui s'élève de la terre; il entraîne avec lui des parties hétérogènes qui irritent les membranes et les glandes, et communiquent à la lymphe leur âcreté; et de plus, l'humidité, qui en est inséparable, arrête la transpiration et donne naissance aux maladies compliquées.

Si, au contraire, l'air agit seulement à l'extérieur, elles sont simples, bénignes et exigent peu de remèdes.

B

la règle propre à la longévité, détruisent certainement plus d'hommes que toutes les autres causes des maladies qui affligent l'espèce humaine.

O ! vous, paisibles cultivateurs qui, par vos occupations domestiques, êtes exposés à l'inconstance des tems, songez que rien ne vous intéresse plus que la conservation de votre santé et de votre vie; pensez que vous appartenez à une famille et à une patrie....

En conséquence, suivez les conseils que vous donnent les amis de l'humanité : c'est, 1.º de prévenir, autant qu'il est possible, les effets nuisibles que peuvent causer les émanations, les vapeurs, les miasmes, la transition subite de la chaleur à la fraîcheur atmosphérique, en vous mettant en garde contre tout ce qui pourrait déranger l'équilibre et l'harmonie des fonctions animales.

2.º C'est de ne point vous exposer au courant de l'air dans vos maisons entre les portes ou fenêtres ouvertes; de ne pas faire votre méridienne couchés sur la terre, dans des lieux froids et humides, ni auprès des rivières et eaux croupissantes ou marais desséchés, et de ne pas laisser vos fenêtres ouvertes pendant le sommeil de la nuit.

3.º De vous vêtir davantage, en automne, quand les matinées commenceront à être fraîches; de ne pas quitter trop tôt vos vêtemens au printems, pour vous livrer aux travaux de l'agriculture, et d'avoir soin de les reprendre au moment que vous cesserez de travailler.

4.º De ne point vous exposer à la fraîcheur après un exercice violent; de ne pas vous mettre dans l'eau et de n'en point boire de fraîche, étant couvert de sueur, ni de pure dans les grandes sécheresses, sans y mettre au moins deux cueillerées de bon vinaigre par chaque pinte.

5.º De ne manger ni fruits ni melons qui ne soient bien murs, et cela avec du pain; de faire, autant qu'il est possible, usage d'alimens sains et de facile disgestion, pour les tems ordinaires; mais, quand il s'agit de maladies épidémiques, on prend du vin pur ou presque pur, et quelques amers le matin.

6.º Enfin, les principaux moyens préservatifs sont ceux qui entretiennent la transpiration libre, la tranquillité de l'ame, une vie sobre, le repas du soir léger, un exercice modéré dans un air salubre, évitant avec soin les vicissitudes du froid et du chaud, etc.

Si, dans des cas imprévus, vous étiez atteints de quelques symptômes ci-devant décrits, ne laissez jamais empirer le mal, tâchez d'en détruire la cause dès sa naissance. Si la maladie a pris son principe dans l'infection de l'air, faites de suite usage de boissons acidulées avec du bon vinaigre, de la limonade avec le citron, de quelques infusions d'angélique, de sauge ou de genièvre, et un gros de thériaque pris le soir.

Si la maladie a été causée par la suppression de la transpiration, cessez toutes occupations, gardez le lit chaudement, et faites usage d'une boisson abondante d'eau chaude ou de quelques simples infusions de fleurs de sureau, de tilleul, de coquelicot, de guimauve, de mauve, de tussilage, de violettes, de mélisse ou d'une racine de scorsonère, ou d'une forte décotion d'orge,

B 2

pour toute nourriture , et le tout légèrement
miellé ou sucré. La vapeur des mêmes infusions
reçue par la bouche et par le nez, les vermi-
fuges, les lavemens, les bains de pieds et les
fumigations doivent être mises en usage dans les
deux cas, jusqu'à ce qu'on ait pu se procurer
la visite d'un médecin prudent et éclairé (1).
Il jugera si la médecine agissante ou l'ex-
pectante doit avoir lieu ; il saura varier le
traitement selon les cas ; il conduira la maladie , dans chaque période , de la manière
que la nature lui indiquera (2), car le sage mé-

(1) Heureux le médecin qui sait égayer, consoler et
rassurer son malade ; mais plus heureux encore le malade qui a la force d'esprit nécessaire pour supporter
patiemment les maux qui l'accablent !

(2) En effet, si un malade est attaqué d'un accès
d'asthme, il se lève sur son séant, il demande qu'on
ouvre les portes et fenêtres de son appartement, afin
qu'il puisse respirer le grand air; dans un rhume, il
devient plus frileux , il se couvre davantage , il se renferme dans sa chambre, il désire des boissons chaudes
miellées ou sucrées, peu d'alimens et d'une nature adou-
cissante; dans une maladie inflammatoire , il demande
beaucoup de boissons délayantes , l'air frais , peu de couvertures ; s'il est attaqué d'une fièvre putride , il veut des
fruits et des boissons acides , il refuse toute espèce de
nourriture animale, l'odeur des viandes le révolte , le
souvenir seul lui soulève le cœur (Si l'on consultait
attentivement la nature , bientôt on cesserait de donner
trop généralement aux malades des bouillons gras , des
viandes et même des œufs, soit dans les hôpitaux , soit
ailleurs); et dans toute autre maladie grave , le malade cherche naturellement la position du corps où les
muscles dépensent le moins de force , en laissent davantage à la nature pour le travail de la coction. Suivre
avec attention l'appétit particulier des malades ,

décin agit toujours d'accord avec elle. J'ai observé, dans bien des cas, que le succès de la
guérison des maladies dépend de la conduite
que l'on tient dans le principe du traitement :
dans plusieurs maux, la médecine est la science
du moment, et si on le manque, le mal alors
devient sérieux et sans ressource.

Les remèdes, tant simples que composés ou
énergiques, réussissent d'autant mieux, qu'ils sont
administrés avec prudence et le plus prompte-
ment possible. Si la maladie n'a pour cause que
la suppression de la transpiration, les premiers
moyens indiqués ci-devant ont souvent procuré
le rétablissement de cette même transpiration
et de la santé. Néanmoins, soit que la maladie
soit simple ou compliquée, le malade a toujours
besoin d'être conduit par un médecin prudent et
sage, pendant la durée du mal comme dans
celle de la convalescence, de manière qu'il ne
lui reste aucun principe de maladie chronique.

Ceux qui sont chargés de soigner les personnes
atteintes de maladies épidémiques, doivent sur-
tout éviter de recevoir, au moyen de la respiration, les émanations qui s'échappent du corps des
malades. A cet effet, on doit détourner la tête,
retenir sa respiration ; et quand on est éloigné,
cracher et moucher de suite, prendre un verre
d'eau acidulée avec du vinaigre ou du suc de
citron, se laver les mains et le visage avec du
vinaigre, etc.

l'effet d'un petit nombre de remèdes ou de secours aussi
simples que la nature serait prévenir la perte d'un
grand nombre de victimes.

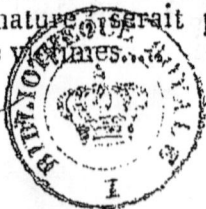

En général, dans le nombre de ceux que j'ai traités cette année, la maladie a commencé assez universellement par le mal de tête ; une toux sèche et profonde, de différens degrés d'intensité, sans aucun accident, était suivie d'expectoration vers le troisième ou cinquième jour, et se terminait ainsi. Chez d'autres, elle était précédée de serrement de poitrine, avec une douleur sourde le long des fausses côtes, et une suffocation qui fatiguait beaucoup les malades dans les efforts de la toux. A ces premiers symptômes, se joignaient des frissons, suivis d'une petite fièvre, appareil ordinaire des maladies catarrales ; au bout de six à sept jours, la transpiration venue naturellement, ou provoquée par les secours de l'art, facilitait le jeu des poumons, les malades se sentaient soulagés, la toux était alors profonde et quinteuse, les efforts continuels augmentaient le mal de tête ; mais, bientôt après, l'expectoration se faisait aisément, l'urine était généralement chargée, tantôt rouge, tantôt pâle ; plusieurs ont eu quelques crachats sanguinolens et des hémorragies nazales, qui ont été plus favorables que dangereuses. (L'application des sangsues derrière les oreilles et à l'anus, au commencement de la maladie, prévient cette évacuation naturelle). Cette maladie se terminait entre le 7.ᵉ et 9.ᵉ jour.

Dans une troisième classe, le catarre a attaqué les poumons plus dangereusement, et a produit des fluxions de poitrine, des catarres suffoquans, pituiteux ou inflammatoires. Les inflammations ou fluxions de poitrine, lorsqu'il n'y avait point de complication d'autres maladies anciennes , m'ont paru n'avoir rien d'inquiétant. Une ou deux saignées, faites dans le commencement, arrêtaient ordinairement l'oppression, la violence des maux de tête, de la toux, et le crachement de sang, à l'aide des autres secours que la nature du mal et du malade indiquait; la maladie ne durait dans sa force que 7 ou 9 jours. Dans la dernière période, ou tems de la déclinaison, après l'usage des pectoraux, j'ai employé les purgatifs doux, suivis des cordiaux, des amers, etc. Tels sont ceux indiqués dans le *Guide pour la conservation de l'Homme*, au traitement des maladies les plus graves.

Dans la quatrième classe, enfin, l'humeur morbifique s'était portée sur les intestins, ce qui a donné naissance aux dyssenteries, qui cependant n'ont eu aucune mauvaise suite, les malades ayant été mis de suite à l'usage d'une décoction de riz, plus ou moins forte, selon le cas, pour toute nourriture : l'application des sangsues à l'anus, dans les premiers jours ; les bains de vapeurs, les lavemens, les purgatifs doux, employés du 12.ᵉ au 14.ᵉ jour, ont terminé la maladie. En un mot, dans les vraies maladies catarrales, l'humeur s'est répandue sur les différentes parties du corps ; tantôt elle a affecté uniquement les poumons, tantôt elle s'est portée ou sur la membrane pituitaire, ou sur les muscles de la tête, ou sur les yeux, ou sur les oreilles, ou sur le palais et la gorge, ou sur la plèvre, ou sur le diaphragme, ou sur le canal intestinal, ou enfin sur toute l'habitude du corps, et, par son acrimonie et sa malignité, a causé des crispations, des irritations, des inflammations sur les solides qui , par leur influence sur l'extérieur , sur la surface de la peau , sur le mouvement du sang, empêchent l'émanation du fluide , de la transpiration , et mettent le trouble dans toutes les fonctions. On peut modérer l'effet nuisible de cette humeur , en amollissant les fibres crispées , par l'usage des boissons abondantes d'eau tiède ou autres délayans, par des fomentations , des vapeurs reçues sur la partie affectée , etc. On calme l'irritation par l'usage modéré des narcotiques et autres tempérans et émolliens ; on éteint l'inflammation par les saignées locales et dérivatives, par l'usage des boissons acidulées ou nitrées , par des lavemens , etc.

Dans les fièvres intermittentes, la plupart ont eu des symptômes de malignité ; tels étaient une prostration de force , de fréquens syncopes , un serrement plus ou moins douloureux à la région moyenne du corps , une céphalalgie que chaque redoublement rendait plus violente, une affection vaporeuse chez les uns , une éruption miliaire chez les autres. Ces fièvres suivaient une marche irrégulière ; tantôt elles prenaient le caractère de tierce, quelquefois de quotidienne , et le plus souvent de double tierce, etc.

Le traitement des maladies épidémiques peut être considéré ou en général ou relativement aux différentes circonstances ; mais je ne puis en ce moment entrer dans ce détail. Enfin , d'après les observations faites par les plus célèbres médecins, tant anciens que modernes , confirmées par une pratique de vingt-deux ans, j'ai , autant qu'il m'a été possible, indiqué les moyens préservatifs et curatifs, dans le *Guide pour la conservation de l'Homme*, dans l'*Instruction aux Gardes-malades*, dans le *Conseil aux Femmes grosses*, et dans les *Observations relatives aux moyens propres à prévenir les mauvais effets des morsures et piqûres des bêtes venimeuses*.

La méthode que j'ai décrite dans ces ouvrages, m'a toujours paru la plus sure : c'est pourquoi j'aurais cru manquer à mon devoir, si je ne les avais publiés ; car tout homme doit à sa patrie et à l'humanité le tribut de ses connaissances, sur-tout lorsqu'elles tendent essentiellement au bonheur de la société. , .

A l'égard des maladies qui affligent le canton de Saint-Egrève, j'observerai qu'elles ont à peu près les mêmes signes et symptômes indiqués ci-devant, et qu'elles exigent le même traitement, varié néanmoins suivant les cas ; observant qu'on ne doit point perdre de vue la propreté des maisons, ni le soin de donner aux malades des linges bien blancs et secs, et qu'il faut faire souvent des fumigations avec l'acide muriatique, le gaz nitrique ou autres qu'on est en usage de faire, telles que celles de genièvre, de camphre, etc., afin de corriger l'air qui a été principalement infecté dans ce canton par l'exhalaison provenant d'une quantité de chevaux morts et non enterrés. J'ai déjà dit, en 1791, que non-seulement les hommes, mais encore les animaux doivent être enterrés à six pieds au moins de profondeur, et cela, autant qu'il est possible, dans une terre glaise ; que les lieux destinés aux inhumations devaient être placés hors l'enceinte des villes et villages, dans une

C

position où la terre serait la moins poreuse, plutôt gluante que sableuse ou graveleuse. (Le cimetière de Grenoble n'a pas cet avantage).

Aux causes de la fréquence des maladies catarrales détaillées ci-devant, on doit joindre celles qui résultent de la légéreté des vêtemens et des coiffures dont on se sert aujourd'hui, surtout le sexe féminin. Cette manière n'est point propre à garantir de l'action de l'air qui s'oppose à la libre circulation du sang et à la transpiration.

Dans les maladies épidémiques simples, c'est-à-dire, celles qui n'ont pour cause occassionnelle que la suppression de la transpiration, les vrais moyens curatifs sont ceux qui favorisent les excrétions, la coction, le rétablissement de cette transpiration et l'évacuation de la matière morbifique. Mais, pour obtenir le rétablissement de la transpiration, doit-on user indifféremment de tous les diaphorétiques, ainsi que le peuple est en usage de faire? Les aromatiques spiritueux doivent être ménagés avec beaucoup de prudence, et ne peuvent être mis en usage sans danger, qu'au premier moment que la maladie se manifeste, c'est-à-dire, avant que l'humeur soit entièrement rentrée dans la circulation : car alors on ne doit faire usage que des moyens simples indiqués ci-devant, à moins qu'ils ne soient ordonnés par un médecin prudent et éclairé.

Enfin, dans le catarre malin, on emploie ordinairement les diaphorétiques, les cordiaux, les absorbans, les narcotiques, les acides ; et lorsque les douleurs sont très-vives, on y joint la saignée, les vésicatoires, les *sinapismes*, etc.

Dans le froid humide, les maladies catarralés sont plus longues, par la raison que le froid retarde les crises. Cependant les personnes au-dessous de 60 ans en sont rarement les victi-mes, quand elles sont traitées méthodiquement. La crise s'annonce par une sueur universelle, chaude et abondante, par une forte expectora-tion et des urines chargées d'un sédiment blanc, par des selles bilieuses qui indiquent la coction des humeurs ; et c'est alors qu'on doit faciliter la nature à s'en délivrer par les voies qui lui paraissent les plus propres.

Ces crises arrivent ordinairement le 11.ᵉ, le 14.ᵉ ou le 17.ᵉ jour ; mais, chez les vieillards, elles n'ont lieu souvent que le 21.ᵉ et quel-quefois plus tard. Le plus grand nombre de ceux qui sont déjà atteints d'asthme ou de quelqu'autre ancienne maladie, succombent lorsque la nou-velle est compliquée ou maltraitée.

La mauvaise manière dont le peuple se con-duit dans les campagnes lorsqu'il est malade, grossit beaucoup le nombre des victimes : ce qui augmente encore la dépopulation, c'est l'im-péritie et l'ignorance des sages-femmes et des gardes-malades, ainsi que le charlatanisme. Pour prévenir ces maux, il serait nécessaire qu'il y eût dans chaque canton un médecin et un chirurgien salariés par le gouvernement ou par les habitans du pays : alors le pauvre, comme le riche, aurait part aux bienfaits de la médecine ; alors on ne verrait plus de mal-heureux pères de famille périr dans leurs chau-mières, sans aucun secours, par défaut de moyens de payer la visite d'un médecin. Il est

vrai que celui qui est pénétré de son devoir
envers la société, éprouve autant de plaisir à
secourir le pauvre *gratis*, que le riche qui le
paye ; mais la timidité du pauvre ne l'empêche-
t-il pas souvent de recourir à un médecin ? et
la plupart ne payent-t-ils pas de leur vie cette
timidité ? Pourquoi les médecins n'auraient-ils
pas le même avantage que les ministres de la re-
ligion et de la justice ? Ces moyens seconderaient
puissamment les vues sages du gouvernement
qui, grace au héros qui en est le chef, a fixé
et fixera encore sa sollicitude paternelle sur ces
objets importans (la conservation de l'homme.)

Que de pères seraient conservés à leur famille, si tous ceux qui enseignent la morale
instruisaient aussi le peuple des moyens qui
peuvent contribuer à sa conservation et à son
bonheur !!....

Instruire l'homme sur sa nature physique et
morale, sur les moyens qu'il doit employer
pour parvenir à la longévité, serait procurer
le plus grand bien à la société.... et c'est dans
ces vues que j'ai pris la plume.

A N X I.

A Grenoble, de l'imprim. de J. H. PEYRONARD.

SUITE aux Observations sur les causes de la fréquence des Maladies catarrales, sur celles qui sont pestilentielles, et sur les moyens propres à s'en préserver.

LA route qu'Hippocrate avait tracée a été long-tems abandonnée ; l'esprit de système a succédé à l'observation, et a été suivi jusqu'au commencement du seizième siècle : c'est pourquoi on ne trouve presque point de descriptions des maladies épidémiques. On s'en occupait si peu, qu'en 1510, où il régna en France une fièvre catarrale épidémique, les médecins la regardèrent, dit *Schenkius*, comme une maladie nouvelle, à laquelle on donna différens noms, selon la différence des symptômes : les uns l'appelèrent céphalalgie catarrale ; d'autres, toux ou catarre ; une troisième classe, enfin, lui donna le nom de coqueluche, parce que ceux qui en étaient attaqués étaient obligés de se couvrir la tête d'une coqueluche ou coqueluchon. Depuis lors, cette maladie s'est propagée et a affligé plus ou moins, presque chaque année, divers cantons de la France ou des autres puissances continentales, dont le tableau historique et raisonné serait trop long pour l'insérer ici. En conséquence, je dirai seulement que le nom des maladies catarrales s'est encore propagé davantage que la maladie même. On a souvent appliqué le nom de maladie catarrale à plusieurs autres qui n'en avaient ni les causes ni les symptômes ; cependant on ne doit pas confondre les maladies épidémiques

D

causées par l'influence de l'air , des saisons ;
avec celles provenant des alimens , des passions
de l'ame et du régime , ni avec celles qui se
communiquent d'un individu à l'autre ; on doit
aussi distinguer celles qui sont contagieuses
par elles - mêmes , de celles qui ne le deviennent que par accident ou par un mauvais
traitement. Parmi les affections contagieuses,
il en est de cutanées qui attaquent la peau , les
muscles à différentes profondeurs, et d'autres
dont le principe ou le foyer est dans les organes de la respiration ou dans les différens vis-
cères qui se trouvent plus ou moins affectés
selon les cas. On doit également connaître,
autant qu'il est possible, la nature des vapeurs,
des exhalaisons, des miasmes qui ont causé le
principe constitutif des maladies dont le venin
se serait introduit dans la circulation du sang,
soit par les pores de la peau, soit par les organes de la respiration , ou par la salive qu'on
avale. En un mot, on doit distinguer les
maladies qui règnent dans une épidémie proprement dite, des autres maladies.

Les vraies maladies épidémiques sont celles
qui dépendent d'une ou de plusieurs causes générales qui agissent en même tems sur un grand
nombre d'individus ; les autres sont celles qui
doivent leur origine à des causes particulières,
telles que les affections morales de toutes espè-
ces, les suppressions des évacuations sanguines, les défauts d'attention dans la conduite et
dans le régime.

D'après les observations faites par les plus
célèbres médecins , je dirai, 1.º que les maladies épidémiques dépendantes d'une cause gé-

nérale, tirent essentiellement leur source de l'influence de l'atmosphère.

2.º Les affections, proprement dites catarrales, naissent des vicissitudes atmosphériques ; ensorte qu'on ne doit donner le nom de maladies catarrales qu'aux seules affections épidémiques dépendantes des vicissitudes atmosphériques. Les autres causes peuvent aussi s'y joindre, et alors il en résulte d'autres maladies également épidémiques, qui, se compliquant avec les affections catarrales, donnent naissance à des maladies qui, quoique existant simultanément, ne doivent point être confondues entre elles.

3.º Les affections catarrales elles-mêmes peuvent aussi être extrêmement variées suivant les causes, les individus qu'elles attaquent, leur état de simplicité ou de complication entre elles, ou avec d'autres, telles que les sporadiques (1), les fièvres bilieuses, putrides, pestilentielles, etc.

4.º Les maladies catarrales simples sont celles qui se fixent seulement sur la partie muqueuse, celles qui se portent sur le tissu de l'organe pulmonaire et sur la plèvre, celles qui attaquent principalement les parties musculaires et fibreuses, enfin celles dont le siége principal se fixe dans les glandes parotides et le tissu cellulaire qui les environne.

5.º Les maladies catarrales qui affectent les muscles, portent le nom de rhumatisme univer-

---

(1) *Sydnham* regardait l'impression d'un air trop froid sur l'habitude de la peau, comme la cause la plus ordinaire des maladies sporadiques.

sel ou particulier , et sont toujours plus ou moins inflammatoires selon les cas , variant néanmoins dans leur intensité, depuis une simple douleur musculaire, qui s'augmente par le toucher et le mouvement , jusqu'aux douleurs les plus vives avec fièvre aiguë, qui mettent le malade dans l'impossibilité d'exercer le moindre mouvement sans jeter les hauts cris.

6.º Les rhumatismes ont essentiellement leur siége dans les parties charnues et fibreuses des muscles.

7.º Si l'humeur catarrale attaque les muscles du cou , on lui donne vulgairement le nom de *torticolis ;* si elle se jette sur les muscles de la poitrine , on l'appelle *fausse pleurésie ;* si elle se fixe sur les muscles des lombes , on la nomme *lombago;* et *sciatique ,* si elle occupe ceux des fesses et des cuisses.

8.º Si le rhumatisme attaque en même tems les muscles de la tête , du cou , du dos, des extrémités, des épaules, de la poitrine et du bas ventre , il est alors *universel.* En un mot, quel que soit le siége des affections catarrales, elles ont toutes le caractère commun , c'est-à-dire , qu'elles sont plus ou moins inflammatoires, selon la diversité des causes de complication, des sujets qu'elles affectent, etc.

C'est dans le tems du redoublement ordinaire du soir , sur-tout dans la première période, ou tems de l'irritation, qu'on peut connaître et prévenir le danger par l'emploi des moyens indiqués suivant les cas.

9.º La maladie qui porte le nom de catarre suffoquant, attaque ordinairement les tempéramens flégmatiques , dits pituiteux, chez qui

se fait habituellement une sécrétion abondante,
qui, étant supprimée et se joignant au résultat
de l'affection catarrale, met le malade dans un
grand danger. Cette maladie et l'affection inflammatoire du tissu du poumon, conjointe-
ment avec la plèvre, ont causé la perte d'un
grand nombre d'individus pendant les épidémies catarrales dont nous avons des descriptions.

Les maladies catarrales peuvent se compli-
quer entre elles ou avec d'autres, de diverses
manières, ainsi qu'il a été observé. Leurs causes prochaines sont, en général, un trouble
plus ou moins considérable dans les exhalations
et les sécrétions habituelles, nécessaires à l'en-
tretien de l'harmonie qui règne entre les solides
et les fluides, et qui par-là constitue et con-
serve la santé. Un principe d'irritation, soit locale, soit générale, dans les vaisseaux capillaires exhalans, peut aussi déranger l'équilibre.
Les maladies catarrales compliquées sont généralement inflammatoires, et paraissent avoir
leur siége primitif dans les vaisseaux capillaires,
sanguins et exhalans : elles se terminent ordinairement ou par résolution, ou par expectoration, ou par sécrétion, ce qui indique
une terminaison heureuse. Mais elles peuvent
aussi se terminer par la suppuration, par la
carnification, par l'inflammation chronique,
par la gangrène et par la mort, 1.º si l'inflammation est violente ; 2.º si la saignée a été
omise ; 3.º, enfin, si la maladie a été mal traitée.

Les affections internes exigent l'examen le
plus attentif de la part du médecin, et de plus,
une grande habitude à observer les différens

phénomènes que présentent les divers symptômes des maladies de poitrine, soit que l'inflammation se fixe sur les poumons, sur la plèvre,
sur la membrane muqueuse des ventricules
bronchiales : elle est toujours plus ou moins
dangereuse, selon les parties qu'elle affecte, et
les symptômes aggravans qui la caractèrisent.

Les choses utiles ne sauraient être trop répétées : c'est pourquoi je joindrai ici quelques
passages déjà insérés dans le *Guide pour la conservation de l'homme*, et je dirai que les maladies aiguës catarrales, vraiment inflammatoires,
sont presque toujours caractérisées par une fièvre vive et continue, qui redouble le soir et est
accompagnée de chaleur, de rougeur, de ten-
sion, de douleur, de toux, de difficulté de
respirer, de la fréquence, de la plénitude et
de la dureté du pouls.

Tous ces symptômes, pris en général ou en
particulier, annoncent évidemment que, par
l'action vive des solides sur les liquides, et la
réaction forte de ceux-ci sur les solides, la nature franchit les bornes d'une activité salutaire,
et qu'elle a besoin d'être réprimée. Ce serait
exposer les jours du malade, que de ne pas
employer tous les moyens propres à modérer la
violence des efforts de la nature ; ce serait une
grande faute que de ne pas y revenir toutes
les fois que les premiers secours auraient été employés sans succès, ou que le soulagement qu'ils
auraient procuré s'évanouirait bientôt après, et
que l'inflammation se soutiendrait au même degré, ou qu'elle se réveillerait et reparaîtrait
avec le même appareil.

On ne doit jamais perdre de vue que les

maladies inflammatoires, quelle qu'en soit l'issue, parcourent leurs tems avec tant de rapi-
dité, que l'inflammation est bientôt portée à un
degré extrême. Le triste fruit du travail de la nature, qui n'est point secondée par l'art, ne peut
être que l'épuisement et la mort du malade.

L'intensité de la chaleur, la vivacité de la
douleur, l'importance des parties où l'inflammation se fixe, celle des fonctions que le spasme
intercepte, la fréquence, l'élévation, mais sur-
tout la plénitude et la dureté du pouls, portée
fort au-dessus de l'état naturel, sont des signes
auxquels on ne peut se méprendre.

C'est au commencement de la première période ou de l'irritation, qu'il faut réprimer les
excès de violence de la fièvre, selon l'indication, aussi souvent que reparaissent les symptômes dangereux ; il ne faut pas craindre d'a-
battre les forces, tant que la nature en abu-
sera évidemment au préjudice du malade.

L'observation et l'expérience nous apprenn-
nent que la saignée est le calmant le plus efficace qu'on puisse employer dans le tems de la
grande irritation. La saignée doit toujours être
faite et réitérée selon les forces du malade, la
violence de la douleur, l'état de plénitude et
la dureté du pouls. Il arrive cependant quelquefois que, dans le principe d'une maladie
grave, ainsi que je l'ai observé après *Sydnham*,
que le pouls est si petit, si concentré,
qu'on a peine à le sentir ; les veines ne paraissent pas gonflées, la face semble tantôt
naturelle, tantôt pâle, et la chaleur est
modérée. (Ces signes ont souvent trompé le
praticien peu expérimenté, ce qui a causé la

mort d'un grand nombre de malades). Néanmoins, du moment qu'on est instruit des causes occasionnelles, telle que la suppression des
évacuations sanguines, et qu'on connaît d'ailleurs le tempérament, le genre de vie et l'âge
du malade, on a lieu de croire que les forces
de la nature sont opprimées par réplétion ou par
une grande quantité de sang ; que les forces
du cœur ne suffisent pas pour s'en décharger
et diminuer l'engorgement de tous les vaisseaux.
Dans ce cas, une saignée ranime le malade,
son pouls se développe, et la fièvre devient suf-
fisamment forte pour vaincre le principe morbifique, qui se trouve dans un trop grand vo-
lume de sang ou dans son effet immédiat.

On ne pourrait assez déplorer les maux qu'a
faits et fait encore à l'humanité, l'oubli des
règles que suivaient les pères de la médecine,
règles qui ne sont adoptées aujourd'hui que par
leurs véritables disciples : aussi, disent-ils,
si, dans le principe d'une maladie aiguë, nous
saignons le malade, ce n'est pas pour guérir
entièrement son mal, mais seulement pour
prévenir un engorgement qui n'est pas encore
formé, et qui est à craindre. En effet, qu'im-
porte que l'humeur dont on craint l'engorgement s'appelle phlegmoneuse, érysipélateuse,
catarreuse, pituiteuse, rhumatismale, etc.,
pourvu qu'elle soit détruite ou affaiblie dans
son principe, de sorte qu'elle ne puisse
nuire aux parties qu'elle affecte ? On a senti,
dans tous les tems, que la manière la plus
efficace de combattre les maladies, était d'attaquer leur cause dominante dans le principe,
et de la détruire au moins en partie. Hippocrate

crate prouve qu'il est toujours tems d'employer les moyens propres à affaiblir ou à détruire le principe morbifique ; que par-tout où on le rencontre , on peut l'attaquer et le poursuivre. Mais cette mesure ou cette détermination exige , de la part du médecin , 1.º qu'il connaisse le principe morbique, quant à sa nature et quant à son siége ; 2.º que ce principe soit à portée ou susceptible d'être attaqué ; 3.º que les moyens à employer ne deviennent pas eux-mêmes plus nuisibles encore que la maladie ; car lorsque nous ne pouvons pas faire du bien, prenons garde d'augmenter le mal.

Le vrai médecin saura toujours que la vie des hommes qui lui est confiée, n'est pas plus faite pour être hasardée sur une fausse conjecture, que la sienne. Le soin de protéger et de conserver nos jours est trop bien entre les mains de la nature, pour qu'on ose le lui enlever, à moins qu'on n'ait la connaissance parfaite du principe de la maladie , ainsi que des moyens propres à prévenir ses dangers et à seconder les vues de la nature par des règles simples et salutaires.

Un art puisé dans la nature, conforme à ses vues et à ses besoins ; un art dont les princi-pes ont été admis et suivis par de grands hom-mes, confirmé par l'expérience des siècles, est nécessairement l'art le plus utile et le plus sa-lutaire, lorsqu'il est exercé avec autant de con-naissance que de prudence.

Environ vers le septième jour d'une mala-die grave, si elle est bien traitée, le calme paraît, les symptômes d'irritation s'appaisent, et la maladie passe dans sa seconde période,

B

qui est celle de la coction, tems qu'on doit soigneusement respecter. Le travail qui reste à faire appartient à la nature et non à l'art ; il faut lui en abandonner entiérement l'emploi : c'est le moment du repos, moment où le médecin ne doit plus être que son ministre, soit pour la seconder dans ses efforts salutaires, soit pour l'interroger souvent et satisfaire prudemment à ses désirs, interprètes ordinaires de ses besoins (1).

Si la nature résiste au travail de la coction, la maladie parvient enfin à la troisième et dernière période, qui est le tems de la déclinaison.

Si le résultat de l'agitation fébrile est une matière critique, il reste à la nature le soin de la séparer et de s'en défaire. Ce dernier travail est connu sous le nom de *crise ;* travail important et décisif. On sent que ce mo-

---

(1) Dans bien des cas, les paroles consolantes ou la musique seraient plus avantageuses aux malades que les remèdes, et sur-tout lorsque la cause de la maladie n'est que le triste fruit de l'ennui, de l'ambition, du chagrin, de l'amour, etc. En général, chez l'homme, le moral et le physique sont dans une dépendance si liée, que l'un ne saurait être affecté sans que l'autre le soit aussi. Il en résulte que les passions de l'ame font, sur la machine, des ravages fréquens et dangereux : il faut donc les prévenir par des encouragemens, par des distractions, par des lectures et des conversations amusantes, etc. Aussi doit-on soigneusement garder le silence sur tout ce qui pourrait affliger le malade ; car rien ne contribue plus puissamment à la guérison du physique, que la consolation que produit le moral.

mént est celui où les secours de l'art peuvent encore devenir de la plus grande utilité,
et même de la nécessité la plus urgente. Il
faut donc que le médecin redouble ici de vi-
gilance, pour que l'instant de les placer à propos ne lui échappe pas.

Dans les maladies de poitrine, où les cra-
chemens font la crise essentielle, on ne doit
avoir en vue que de faciliter l'expectoration,
en faisant prendre aux malades des boissons
pectorales, béchiques, adoucissantes ; en leur
faisant recevoir, par la bouche et par le nez,
la vapeur des infusions des plantes pectorales,
telles que la guimauve, la mauve, etc ; en leur
appliquant des fomentations chaudes sur la
capacité de la poitrine, et en donnant à propos
des béchiques incisifs.

En général, dans les maladies aiguës, soit
que les évacuations paraissent vouloir se faire
par l'expectoration, par la transpiration, ou
par toutes autres voies, on doit toujours les
favoriser avec prudence selon l'indication, et
ne jamais brusquer ni provoquer la nature.

J'observerai encore que les maladies catarrales se compliquent également avec presque
toutes les fièvres essentielles, tant continues
que rémittentes, et même quelquefois avec
des affections chroniques de poitrine, telles
que phthisie pulmonaire, asthme, etc., et
le plus souvent par un mauvais traitement qui
transforme une maladie très-simple en maladie
compliquée et très-grave.

« Dans la toux et la fièvre catarrales sim-
» ples, *dit Lieutaud*, il y a très-peu ou rien
» du tout à faire, et les gens les plus sages

» attendent la guérison du tems et de la
» nature, sans négliger pourtant la diète et
» la chaleur. Lorsque la maladie est plus
» grave, on est ordinairement forcé d'avoir
» recours aux saignées ; c'est le conseil de
» *Sydnham* ; mais elles ne conviennent pas
» à toutes les épidémies, qui montrent, par
» rapport à ce secours, des bizarreries dont
» on ne saurait rendre raison. » Les délayans,
les adoucissans et les béchiques sont les remèdes qui conviennent dans tous les cas.

Les causes principales qui paraissent avoir
beaucoup contribué à la mortalité provenant
des épidémies, sont : 1.º l'usage des boissons
échauffantes prises dans l'intention de provoquer la transpiration, lorsque la maladie était
une fois déclarée ;

2.º L'administration des remèdes actifs, l'u-
sage des bouillons de viande et des œufs ;

3.º Une prévention trop générale contre la
saignée locale ou dérivative ;

4.º Le poids des couvertures et le défaut de
renouvellement de l'air dans la chambre du
malade ;

5.º Le défaut du régime ou diète, de la
propreté, des fumigations, des vapeurs reçues sur la partie affectée, des fomentations,
des lavemens, etc. ;

6.º Et enfin, la négligence de faire appeler
de bonne heure un médecin prudent et éclairé,
afin qu'il eût le tems de prendre connaissance
des causes éloignées et prochaines du principe
morbifique, de sa nature, de la partie qu'il affecte, et des moyens de le combattre.

Depuis environ un demi-siècle, on a abandonné graduellement cette méthode nuisible au genre humain : aussi on ne voit plus autant régner de fièvres inflammatoires , billeuses , putrides , etc. Mais aussi les maladies catarrales se sont propagées et sont devenues plus fréquentes par diverses causes , dont les principales seront indiquées ci-après :

Depuis 1789 , j'ai observé qu'en général les hivers ont presque toujours été pluvieux, et l'atmosphère chargée de brouillards souvent fétides et alternant du doux au froid.

Les printems , de même que les automnes , ont été sujets à des variations sensibles de la température ; tantôt il y avait excès de sécheresse , tantôt il y avait excès d'humidité.

Les alternatives de l'atmosphère , pendant le cours des étés, furent des chaleurs excessives entre-mêlées de fraîcheurs et de pluie d'orage , vent du sud-est régnant le matin , et celui du nord-est le soir. Cette vicissitude a été une des causes principales de la fréquence des fièvres catarrales : mais il en est d'autres qui ont contribué à les rendre plus graves et plus fréquentes encore ; telles sont, 1.° la légéreté des vêtemens dont on se sert depuis 1790. — En effet, on est transi , on entre dans un appartement chauffé par un poêle, on en sort tout couvert de sueur, et l'habillement ne pouvant garantir de l'impression de l'air froid , ce changement subit arrête de suite la transpiration , ce qui n'arrivait pas quand on était vêtu chaudement, et que l'on ne faisait pas un usage aussi fréquent des poêles. Depuis environ 40 ans, on en a établi une grande quantité, dont on se sert pour chauffer les appartemens , les bureaux , les cabinets , les salles , etc.

Cette habitude est plus nuisible qu'utile , soit par la vapeur des charbons (1) , soit par la vicissitude qu'on éprouve en sortant d'un appartement chauffé par un poêle.

2.° Les cafés, en très-grand nombre aujourd'hui , dans lesquels les hommes s'assemblent pour faire la partie en tems d'hiver. — Ils en sortent tout transpirans , et il en résulte le même effet , c'est-à-dire la répercution de la transpiration par l'action de l'air froid , laquelle action nuit également à l'intérieur par les organes de la respiration.

3.° Le défaut d'usage de poudre et de pommade. — La poudre et la pommade étant en quelque sorte un rempart contre l'action de l'air , en entretenant d'ailleurs la transpiration, il n'est pas étonnant de voir beaucoup d'hommes qui ont cessé subitement de s'en servir , atteints de rhumes catarreux, de maux d'yeux , qui leur viennent d'autant plus facilement , qu'ils portent les cheveux très-courts , ce qui favorise de plus en plus l'introduction de l'air.

Ce que j'ai dit relativement à la légèreté de l'habillement des hommes , et à leur défaut d'usage de poudre et pommade, s'applique plus particulièrement encore aux femmes.

En effet , la plupart d'entr'elles , vêtues d'une simple robe de mousseline sans manches, et ayant la tête entièrement découverte

_____

(1) Ou peut se garantir des effets nuisibles de la vapeur des charbons , en entretenant dessus le poêle un vase rempli d'eau acidulée avec du vinaigre.

(car on ne doit compter pour rien une légère gaze qui couvre la partie gauche de quelques-unes), quittent leur logis où elles sont chaudement, vont à la promenade où l'air froid les saisit, et de là une transpiration arrêtée, qui bientôt se rétablit lorsqu'elles sont entrées au spectacle ou au bal, pour être de nouveau supprimée quand elles en sortent.

O vous, sexe intéressant ! qui, par vos vertus et vos appas, faites l'admiration et le bonheur de la société, souffrez qu'un ami de l'humanité vous donne ici, en passant, un conseil salutaire : c'est de vous couvrir davantage en hiver, non-seulement la tête, mais encore les bras et le sein, selon les degrés de chaleur ou de fraîcheur atmosphérique. Destinées à produire vos semblables, songez que votre existence devient doublement chère, surtout lorsque vous êtes dépositaires d'un être nouveau, qui fera peut-être un jour le bonheur de votre famille et de sa patrie. Dans ce cas, vous ne devez éprouver aucune crainte sur les dangers que l'état de grossesse peut vous inspirer ; vous devez vous rassurer sur l'idée d'acquérir le titre glorieux de mère, en élevant votre ame au-dessus de toutes les incommodités inséparables de la régénération, en pensant combien est heureuse et mille fois heureuse la mère qui a conçu, enfanté, nourri et élevé le héros et sauveur de la France. Avec de tels sentimens, vous ranimerez vos forces, et vous passerez cet espace de tems dans une gaîté et une tranquillité parfaites.

Il en résultera que votre grossesse sera paisible, et que tout concourra à aider le développement du fruit que la nature a déposé dans votre sein.

Il est vrai que vous sentez alors des indispositions ; mais elles ne sont souvent que l'effet du peu d'attention que vous avez de faire usage des choses nécessaires à votre état , et de suivre un régime convenable, non seulement pendant votre grossesse , mais encore dans le tems de vos couches , de l'alaitement et du sevrage de votre enfant , ainsi que je l'ai dit dans le *Conseil aux femmes grosses*. Vous devez aussi cesser l'usage des remèdes , à moins qu'ils ne vous soient ordonnés par un médecin prudent et éclairé , sur-tout les lavemens , les purgations, l'application des sangsues à la vulve , qui souvent vous attirent un engorgement dans les parties adjacentes et donnent naissance aux pertes blanches que vous éprouvez quelquefois.

Les sangsues tirent plus de la partie liquide ou serum du sang , que de la partie gélatineuse, et , par conséquent , elles ne peuvent prévenir un engorgement ou dépôt sanguin , ni beaucoup diminuer les maux internes. L'application des sangsues se borne donc à diminuer et à ouvrir un passage à une humeur viciée que la nature à portée à l'extrémité de l'habitude du corps.

En effet , la sangsue ne peut sucer que le sang qui lubrifie le tissu de la peau , et ne convient qu'aux maux externes , tels que les tumeurs dures , enflammées , les érysipèles phlegmoneuses , les bords carleux des plaies , des ulcères, les hémorroïdes, lors , sur-tout, qu'il y a engorgement, inflammation , etc.

Je dois donc vous inviter à cesser les habi-
tudes

tudes qui peuvent non-seulement vous devenir nuisibles , mais encore aux générations
futures ; songez que la santé et le bonheur
de vos enfans dépendent de la bonne conduite
que vous tenez, soit avant le mariage , soit
pendant la grossesse , soit enfin des soins que
vous devez prendre pour assurer leur santé ,
leur force et leur beauté ; pensez que la moindre imprudence de votre part peut déranger
l'équilibre et l'harmonie qui régnent entre les
liquides et les solides, sur lesquels sont fondées
la santé et la vie de l'homme.

En effet, la moindre chose contraire aux
vœux de la nature peut déranger les secrétions
et causer un trouble dans la circulation du
sang, tant de sa partie rouge que de sa partie
blanche. Il en résulte alors des désordres qui
produisent des catarres , des fluxions , des rhumatismes , etc.

La suppression des évacuations naturelles ;
soit sanguines, séreuses ou lymphatiques, font
naître différentes coliques hystériques, des
douleurs spasmodiques , des obstructions dans
les glandes , enfin des affections chroniques
qui ont souvent leur siége dans les glandes
mésentériques.

« En pareil cas , il n'est pas douteux , dit M.
Lieutaud , que la saignée ne soit nécessaire. »

La saignée de pied ou de bras , faite à propos, prévient beaucoup de maux. J'observe
que, depuis vingt ans, j'ai saigné , au moins
tous les deux mois , une ci-devant religieuse
âgée d'environ quatre-vingts ans, aujourd'hui
femme puissante et d'un tempérament sanguin.
Elle enseigne maintenant à lire et à écrire aux

C

enfans qui lui sont confiés, ne se servant jamais de lunettes ni de canne, et marchant aussi droite que si elle n'avait que quarante ans. Cette dame se nomme Giguet, et est logée dans la maison Dumas, près la Croix-Rouge, faubourg Saint-Joseph. Ce fait, et plusieurs autres dont je ne parlerai point ici, doivent, sinon détruire, du moins affaiblir la prévention qu'on a aujourd'hui contre la saignée.

Je dois encore observer que tout changement subit, toute inattention à prévenir les maux qui nous menacent, sont autant de causes de la fréquence des maladies catarrales et de leur complication.

On doit joindre à ces causes, 1.º celles provenant des inquiétudes nées des incarcérations, celles qui ont pris leur origine dans le chagrin que faisaient éprouver les victimes innocentes; 2.º Celles dérivant de la guerre qui a nécessité le départ et la perte d'un grand nombre d'enfans chéris, et celles de l'exhalaison qui s'est échappée des cadavres;

3.º Celles qui ont tiré leur source des émigrations, des déportations, des changemens de climat et de régime, de la terreur, du défaut de subsistance et de ses mauvaises qualités, sur-tout dans le tems du *maximum* et de la dépréciation du papier-monnaie, et enfin de la dépravation des mœurs, qui est une des causes principales de la dépopulation.

Ah ! quel est l'homme sensible qui n'a pas eu à souffrir, plus ou moins, pendant le cours de la révolution ? Personne n'ignore que le chagrin dérange la digestion, la sécrétion, et enfin toutes les fonctions animales, ce qui nous conduit sourdement au tombeau ; que les inquiétudes forcent l'esprit à s'agiter en tous sens ; que le plus souvent, après des efforts inutiles, elles amènent la décadence de la machine, et que les impressions nous sont d'autant plus nuisibles, qu'elles sont plus vives et causent plutôt des affections morales que catarrales.

O vous qui avez éprouvé des craintes, des inquiétudes dans le tems de la révolution, rassurez-vous sur la sollicitude paternelle du gouvernement, qui déjà a cicatrisé les plaies les plus profondes, en établissant une bonne morale, une bonne police, fondées sur les lois naturelles. Il a également fixé son attention sur la médecine, en lui indiquant la route qu'elle doit tenir et en lui rendant sa première dignité, ce qui l'encouragera à suivre sa salutaire impulsion, pour marcher plus rapidement de découvertes en découvertes, à rivaliser bientôt en exactitude toutes les sciences, sur lesquelles elle aura toujours la prééminence que lui assure son utilité incontestable sanctionnée par tous les siècles et par l'expérience journalière.

La médecine est aujourd'hui sur la route de la vérité ; elle travaille continuellement à détruire les erreurs, les abus, les systêmes, à substituer le simple au composé, le naturel au bizarre, le palpable à l'obscur, les procédés clairs aux idées subtiles : les raisonnemens seront bientôt d'accord avec les faits, et ceux-ci avec l'expérience, qui ne peut nous tromper.

L'art de guérir est déjà devenu beaucoup plus simple, plus court, plus salutaire et plus conforme aux lumières de la saine raison ; de manière que la médecine marche à grands pas vers cette noble simplicité qui la caractérisait dès son origine, et qu'on ne suivra plus, dans la pratique, d'autre doctrine que celle d'*Hippocrate* : elle est fondée sur la médecine naturelle ; et lorsque nous nous en écartons, nous ne savons ni observer ni guérir. Ce grand homme suivait la route que suit la nature dans le cours des maladies : s'il la respectait souvent quand elle se suffisait à elle-même, il l'aidait dans le besoin, soit en calmant ce qui la troublait, soit en détruisant les obstacles qui s'opposaient à son cours ordinaire ; mais en la secourant, il n'employait jamais que les choses propres à seconder ses opérations salutaires, je veux dire la coction et l'évacuation des humeurs nuisibles.

La boisson qu'*Hippocrate* préférait, était très-simple ; elle consistait dans une décoction d'orge miellé, plus ou moins épaisse et nourrissante, selon les différens effets qu'il en attendait.

Dans l'emploi de ces différentes boissons, son dessein était de modérer la violence de la fièvre, en soutenant le malade par une nourriture qui ne pouvait jamais lui préjudicier. La médecine serait bien plus admirable, les médecins et les malades bien plus heureux, si l'on pouvait ainsi, dans tous les cas, trouver le remède dans l'aliment, et l'aliment dans le remède.

DE LA PESTE

ET

DES MOYENS DE S'EN PRÉSERVER.

CETTE maladie est toujours plus ou moins contagieuse et épidémique. Elle n'est bien connue que par ses terribles effets. Les avis des médecins sont partagés ; les uns en attribuent la cause aux tremblemens de terre, qui répandent dans l'air des émanations arsenicales ; d'autres à divers fermens venimeux ; d'autres à de petits animaux ailés, qui portent leur corruption sur tout ce qu'ils touchent ; d'autres, enfin, ont observé que les vents du sud donnent à l'air un caractère putride, lors, surtout, que la saison est humide et pluvieuse ; que les vents du nord, joints à la froideur et à la sérénité de l'air, détruisent au contraire la malignité des maladies pestilentielles. Dans le premier cas, la dissolution des humeurs est augmentée par la chaleur et par le produit d'une putréfaction qui se répand au loin ; dans le second, le froid empêche la dissolution de ces mêmes humeurs, et l'acide aérien détruit les qualités contagieuses de l'air.

Lorsque ce fluide délié pénétrant se trouve chargé d'exhalaisons malfaisantes, il les transmet aux corps qu'il pénètre, et devient la cause primitive des fièvres putrides, malignes, contagieuses, etc.

« La contagion , dit M. *Clerc*, n'est autre
» chose qu'un progrès de la pourriture , qu'une
» propagation des causes d'une maladie qui a
» lieu par le contact, ou par attouchement
» immédiat des personnes et des choses infec-
» tées, à une certaine distance, par le moyen
» de l'air ».

D'après l'évidence de ces principes, il est
clair que l'air impur ou contagieux n'est autre
chose qu'un fluide délié et chargé de substance
nuisible.

Hoffman a été convaincu que les miasmes
morbifiques se mêlent au sang plutôt par le
moyen de la salive que par tout autre. En effet ,
soit qu'on avale continuellement cette liqueur ,
soit qu'on prenne des alimens , si elle est viciée , elle porte le trouble dans le ventricule
et dans les intestins , en se mêlant aux liqueurs
corruptibles que versent dans ces parties les
glandes du ventricule , celles des intestins grê-
les , du pancréas et des canaux biliaires ; de
ce mélange naît un chyle nuisible qui excite
un mouvement de fermentation et de corruption. « Si , dit ce célèbre auteur , le venin
» pénétrait par les pores, il serait dans un
» mouvement continuel , et sortirait peut-être
» avec les humeurs de la transpiration ; » ce
qui ferait croire que ni la pourriture , ni la
corruption , ni les exhalaisons malignes , ne
pourraient s'y arrêter long-tems ; au lieu que
si le venin s'introduit , soit par les organes de
la respiration , soit par la salive , trouvant alors
dans les premières voies des liqueurs en sta-
gnation qui ont de l'analogie avec lui , il se
mêle avec elles , leur communique son carac-

tère pernicieux , et devient en état d'exercer sa fureur avec beaucoup plus de violence que s'il agissait seul et par lui-même.

Trois choses prennent la peste et la communiquent : les personnes, les marchandises et l'air ; j'entends l'air que les malades ou autres choses ont empesté.

La peste se prend donc de trois manières, 1.º par le contact immédiat de l'objet infecté ; 2.º par l'inspiration , c'est-à-dire , en respirant un air chargé d'émanations pestilentielles ; 3.º par la salive qu'on avale continuellement. La peste peut s'introduire d'un pays à un autre par terre et par mer , et cela sous les apparences d'une maladie épidémique ordinaire , qui prend ensuite tous les caractères d'une véritable peste.

Tant de circonstances critiques m'engagent à dire que, dans les premiers momens où une maladie épidémique se manifeste, ses causes primitives, son introduction ; son caractère, ne sauraient être trop tôt constatés exactement par des médecins expérimentés, probres, et plus observateurs que raisonneurs : leur devoir envers cette honorable commission, doit d'abord s'étendre sur les recherches des qualités de l'air atmosphérique , de la situation des lieux , des terrains , du genre de vie des habitans , des maladies présentes des animaux, des végétaux ; de la proximité ou éloignement des mines, des eaux croupissantes ; et si on ne trouve pas la source du mal , on doit rétrograder et la chercher dans les causes éloignées , en rapprochant des saisons antérieures à l'épidémie, en examinant le tems, l'ordre , le cours , la durée

des changemens de la température , c'est-à-
dire, si les vents du sud ou du midi ont régné long-tems ; si la nature de ces vents était
pestilentielle , et si elle a pu produire des fièvres pestilentielles ; si les qualités mixtes ou
excessives des saisons, la chaleur et l'humidité
combinées ensemble , ont pu donner lieu à la
maladie naissante ; enfin, si les guerres pré-
cédentes n'ont point causé une grande mortalité , d'où aurait résulté une vapeur malfaisante
échappée des cadavres.

La connaissance de ces faits indique l'état
des fluides et des solides , et c'est ainsi qu'on
peut analyser toutes les causes du mal.

Une fois que la nature du principe morbifique ou du venin pestilentiel sera connue , que
les médecins auront fait leur rapport aux magistrats , ils se concerteront ensemble sur les
moyens à employer pour prévenir les mauvaises suites, qui , dans bien des cas, peuvent
se propager et devenir funestes à la société.

Si le mal se déclare tout-à-coup par des
symptômes et par des phénomènes terribles,
et qu'il se communique de proche en proche ,
alors les magistrats doivent faire de suite une
ordonnance portant indication des moyens de
cerner les lazarets, les lieux, les villes, les
maisons infectés, avec défense, sous des pei-
nes sévères , de toute communication et de
contact avec leurs personnes, leurs linges, les
animaux malades, etc., en prenant néanmoins
les précautions convenables pour ne point in-
quiéter le public. Ce n'est pas qu'il faille abandonner les infortunés qui sont en proie à la
contagion ; mais il est des mesures à prendre ,

et

et des moyens connus pour secourir les malheu-
reux , sans s'exposer à être victime soi-même,
évitant sur-tout , en les soignant , de respirer
la vapeur qui s'échappe du corps des malades.

Les médecins et autres personnes chargées
de visiter les malades pestiférés , ne doivent entrer dans les salles des hospices et dans les
maisons , qu'après avoir fait ouvrir les portes
et les fenêtres , ou après avoir fait faire une
fumigation acide , et encore après avoir avalé
eux-mêmes une tasse de boisson amère et acidulée , ou après avoir reçu une fumigation de
tabac. Dans ce dernier cas , il est nécessaire
que les magistrats et les médecins s'arment
continuellement de courage et de sévérité pour
faire exécuter leurs ordonnances , et que leur
régime soit tonique , végétal et acide, ainsi
que celui des malades et habitans voisins.

Les cités qui malheureusement sont affli-
gées ou menacées du fléau de la peste , n'ont
jamais plus besoin de bons citoyens , d'hommes utiles, de magistrats et de médecins zélés,
soit pour consoler et rassurer le peuple , soit
pour faire exécuter les ordonnances qui tendent
à diminuer les effets de ce fléau funeste ; ordonnances qui ont trait à la propreté des personnes et de leur habitation , ainsi qu'à la pu-
rification de l'air. Pour y parvenir , je serais
d'avis , 1.º que les lieux destinés aux inhumations fussent placés hors l'enceinte des villes ,
bourgs et villages , ainsi que les tueries des
animaux , les tanneries , les fabriques de chan-
delles , et même les hospices et les dépôts de
mendicité ; que les hommes et les bêtes fussent enterrés à six pieds au moins de profon-

D

deur, et en tems d'épidémie, recouverts de chaud vive ; que les morts fussent aussitôt enveloppés d'un linge trempé dans le vinaigre ; que les portes et fenêtres de leurs appartemens fussent ouvertes de suite ; que les fumigations acides fussent redoublées dans ce moment, et continuées quelque tems après l'enlèvement du corps ; que le transport des cadavres fût fait dans la nuit, afin de ne point augmenter la crainte et la frayeur du peuple (1) ;

2.° Que le repurgement des fossés adjacens fût fait en tems froid et sec, tems où le vent du nord règne, de même que la vidange des fosses d'aisance, les propriétaires et voisins ayant soin de fermer leurs appartemens et d'y faire des fumigations, afin de prévenir l'effet nuisible de la vapeur qui s'en échappe (2) ;

3.° Qu'on fît défense d'entreposer des tas de fumier dans les rues, carrefours et autres lieux publics ;

4.° Qu'on entretînt la plus grande propreté dans les places et marchés, dans les hospices civils et militaires, dans les dépôts de mendicité et dans les prisons ;

5.° Que le renouvellement de l'air fût régulièrement fait matin et soir dans les salles

---

(1) Talès, de Crète, fit cesser la peste qui ravageait Lacédémone, en inspirant au peuple la confiance et la tranquillité.

(2) Il serait à désirer qu'on se servît de pompes dont les tuyaux aboutissent à des tonneaux hermétiquement fermés, qui sont en usage à Paris, à Lyon et autres grandes villes, et au moyen desquelles la vidange des fosses d'aisance s'opère, sans répandre dans l'air des exhalaisons fétides et méphitiques.

de ces édifices, et qu'on les arrosât d'eau fraîche en tems chaud et sec, de même que les rues, où je voudrais qu'on pût faire couler des eaux claires, afin qu'une vapeur fraîche et vivifiante se répandît dans l'air qu'on respire ;

6.° Que non-seulement l'arrosage des édifices publics fût fait, mais encore le lavage et le blanchissage, tant des salles que des lits des malades, avec une solution d'acide muriatique, ou avec de l'eau de chaux vive, et surtout dans le tems et après une épidémie, tems où les fumigations acides ne doivent point être oubliées. Celles faites avec l'acide muriatique ont été reconnues les plus avantageuses depuis 1773, époque où M. Guiton de Morveaux les proposa et les fit exécuter le premier avec succès, pour détruire l'infection occasionnée par l'exhumation des cadavres dans la principale église de Dijon. Vers la fin de la même année, il réussit, par le même procédé (1), à désin-

____

(1) Je dois joindre ici les recettes les plus à portée de tout le monde, décrites dans l'ouvrage intitulé : *Traité des moyens de désinfecter l'air*, par M. Guiton de Morveaux, page 293. « Ayez, dit ce célèbre auteur, un flacon d'acide sulfurique concentré (huile de vitriol de commerce), un grand gobelet de verre et du sel commun.

» Le gobelet placé à terre, ou sur une table au milieu de l'appartement, mettez au fond une bonne cuillerée de sel commun, et versez dessus, à trois ou quatre reprises et par intervalles, la valeur, en tout, d'un petit verre à liqueur d'acide sulfurique. A chaque versement, il se dégagera une quantité de vapeur qui finira par remplir l'espace et atteindre tous les miasmes fétides ou malfaisans, sans causer aucune incommodité aux assistans.

fecter les prisons de cette ville , où la fièvre faisait des progrès alarmans. Depuis lors , le

---

» S'il s'agissait , continue ce grand chimiste , de purifier une chambre dans laquelle quelqu'un serait mort de maladie soupçonnée contagieuse , ou qui aurait été infectée par le séjour d'un corps dans un état de putréfaction avancée , il faudrait doubler ou même tripler les doses , suivant la grandeur de la piéce , verser pour lors l'acide en une seule fois , et se retirer pour n'y rentrer qu'après quelques heures ».

Il observe encore que , « dans le cas où l'on n'aurait pas la facilité de se procurer de l'acide nitro-muriatique , ou les deux acides nitrique et muriatique séparés , on pourrait obtenir les mêmes effets , en mettant d'abord dans un flacon , avec l'acide de manganèse , le double de son poids de sel commun , et versant dessus de l'acide nitrique , même , à défaut , ce qu'on trouve dans le commerce sous le nom d'*eau forte* , et sans avoir besoin de la purifier. Cette opération , dit-il , ne diffère nullement de la fumigation d'acide muriatique ordinaire ».

Une autre méthode non moins avantageuse , qui a été mise en pratique par M. *Chaussier* , dans un grand hospice militaire : « Elle consiste à promener l'appareil d'où partent les vapeurs , à ne verser que successivement l'acide sulfurique sur le sel ; ce qui donne la facilité de répandre plus également l'acide gazeux , de rendre à volonté les vapeurs plus ou moins abondantes , suivant que l'on juge nécessaire , et de manière à n'occasionner aucune incommodité aux malades. On a pour cela un petit réchaud portatif , sur lequel on place , à feu nu , une capsule de terre cuite en grès , ou ce qu'on appelle dans le commerce creuset de Hesse ; on y met une quantité de sel marin proportionnée à l'espace que l'on a à parcourir ; lorsqu'il commence à être échauffé , on verse dessus quelques gouttes d'acide , et on en ajoute de nouveau quand les vapeurs cessent de s'élever. »

Cette méthode exige plus d'attention que la précédente , soit pour les doses , soit parce qu'il faut se garder de toucher l'acide.

procédé de M. Guiton a été mis en usage et
a été reconnu par de grands hommes , comme
le seul moyen certain pour désinfecter une
masse d'air ; tels sont MM. *Vicq-d'Azir* , *Mon-
tigny* , *Meuzier* , *Chaussier* , etc.

Ne pourrait-on pas de même , par ce moyen ,
désinfecter et purifier non-seulement l'air dans
l'intérieur des édifices publics , mais encore
les maisons , les étables , les villes et villages ,
les bâtimens arrivans du levant ou du midi ,
chargés de marchandises qu'on soupçonnerait
infectées de la peste ?

On peut également faire usage des moyens
qu'on emploie ordinairement pour désinfecter
l'air ; tels sont les parfums d'encens , de myr-
rhe , d'aloès, de benjoin, des gommes , des

« Pour déterminer les doses , dit l'auteur , prenons
pour exemple une salle de vingt lits , à la fois spa-
cieuse et élevée ; il faudra sel marin.....30 déca-
gram. (ou environ 9 onces 6 gros) ; acide sulfurique.....24 (7 onces 7 gros).

» Ces quantités seront augmentées ou diminuées en
proportion de l'espace à purifier.

» On doit se proposer (dit M. *Vicq-d'Azir*) de
dénaturer les miasmes dont l'atmosphère et les murs
sont imprégnés , et de faire circuler l'air dans les
étables. Celui qui veut remplir ces indications com-
mencera par mettre des cendres ou du sable dans
une terrine ; au milieu de ce bain , il placera un
verre rempli de sel de cuisine ; il fera chauffer le
tout ; il versera l'acide vitriolique (sulfurique) peu-
à-peu sur le sel ; il fera la même opération aux deux
extrémités de l'étable , si elle est un peu grande :
les vapeurs blanches qui s'élèvent alors sont très-
actives. Il obtiendra le même succès , en versant l'a-
cide sur du sel que l'on aura fait chauffer auparavant
sur une pelle. » (Instruction et avis , etc. , pag. 23).

résines , du vinaigre dit des quatre-voleurs ;
du vinaigre radical , du vinaigre rouge, pur ou
aromatisé avec des écorces d'orange , de citron , ou avec la sauge, le romarin , la lavande ,
les fleurs de camomille romaine , l'angélique ,
l'ail ou les baies de genièvre , etc.

On peut aussi faire répandre dans les lieux
infectés la vapeur acide du sel marin , du camphre , du soufre , de la poudre à canon , et
le tout avec la prudence nécessaire.

J'observe qu'on ne doit faire usage , dans
une salle ou chambre habitée et fermée , que
des parfums d'une acidité tempérée , par la
raison que les odeurs trop fortes , les sels trop
acres peuvent irriter les nerfs , et produire des
accidens graves. Les parfums ou fumigations
violens doivent être réservés pour purifier les
édifices publics et les appartemens non habités.

Dans tous les tems , les moyens de salu-
brité sont très-nécessaires , à cause des émanations , des vapeurs , des miasmes qui s'échappent des matières corrompues et des eaux croupissantes , qui nuisent beaucoup à la santé
des personnes saines et au rétablissement des
malades. Enfin , dans un tems d'épidémie sur-
tout , on ne doit négliger aucun moyen de
propreté , de renouvellement d'air , de lavage ,
de blanchissage , ni de fumigations réité-
rées , soit pour les appartemens , soit pour
les lits , les meubles , les linges et les habil-
lemens qu'on veut purifier ; et par là on prévient non-seulement la contagion , mais encore
on arrête ses progrès alarmans, qui, le plus souvent, ne sont que l'effet d'une coupable négligence.

On prévient encore les effets funestes de la peste, en faisant tirer chaque jour dans les environs du lieu qui en serait infecté, plusieurs coups de canon ou des feux d'artifice, et préférablement du côté où le foyer de l'infection se serait manifesté.

« Quand la poudre brûle et détonne, dit » M. *Clerc*, les esprits volatils acides du ni- » tre et du soufre qui entrent dans sa com- » position, s'élèvent, se répandent dans l'at- » mosphère, la purifient par leur vertu acide » opposée à la putridité. »

Des bûchés de genièvre allumés (1) en tems froid et humide autour des lieux infectés, contribuent aussi à purifier l'air et à prévenir la propagation de la contagion.

Ces derniers moyens préservatifs doivent être pratiqués sur-tout lorsqu'on veut garantir un lieu peu éloigné de celui qui serait affligé du fléau funeste de la peste, en y joignant une sévère prohibition de toute communication, afin de la prévenir et de corriger la mauvaise qualité de l'air par des qualités opposées.

L'armée romaine, victorieuse dans *Syracuse*, ne fut détruite que par la mauvaise qualité de l'air. *Varron* fit cesser les maladies de la flotte dans le port de *Corcyre*, en changeant et renouvelant l'air. Son moyen fut simple; il ferma toutes les fenêtres du côté du Sud, pour en pratiquer d'autres du côté opposé. *Empédocle*, disciple de *Pythagore*, découvrit que la peste et la famine ravageaient fréquemment la Sicile.

(1) L'usage d'allumer des feux pour détruire la contagion, remonte jusqu'à *Hippocrate*.

Ces deux fléaux y étaient causés par un vent du midi qui, soufflant continuellement par les gorges de certaines montagnes, infectait l'air et séchait la terre ; il conseilla de fermer ces gorges ; ses conseils furent exécutés, et les maux disparurent.

Hippocrate fit de même fermer les entrées qui conduisaient aux montagnes Illyriennes, par lesquelles la peste qui ravageait l'Illirie aurait passé ; ce moyen garantit la Grèce de ce fléau. Il était bien naturel que le père de la médecine préservât son pays de la peste, en avertissant les habitans de détourner les vents qui venaient du côté de l'Illirie. « La peste, leur dit-il, est derrière ces montagnes ; ces portes nous en séparent ; les vents infectés entreront dans un tel tems par ces portes ; fermez-les donc, sans quoi ils apporteront en Grèce l'air empoisonné de l'Illirie. »

L'art de préserver son pays de la peste est plus important et plus sûr que celui de la guérir. Mais on doit joindre aux moyens indiqués ci-devant, 1.º la tranquillité d'esprit, la fermeté, la sobriété (la frugalité de Socrate le garantit de la peste qui régnait à *Athènes*) ; 2.º le soin d'assaisonner les alimens et la boisson des malades avec des vins, des fruits, des végétaux acides, tels que le vinaigre, le verjus, le suc d'orange, de citron, d'oseille, etc. Il serait même nécessaire que les personnes chargées de soigner les malades, suivissent le même régime ou à peu près, en se conduisant de la manière indiquée ci-après, dans l'*Instruction aux Gardes malades*.

L'usage des acides est très-ancien en médecine ;

cine ; depuis des tems bien reculés , les Orientaux et autres peuples des contrées chaudes, en ont fait un grand usage. L'écriture sainte , l'histoire romaine attestent ces faits. *Forestus* et *Portius* recommandent expressément cet usage dans les maladies du genre putride. *Sylvius*, qui eut le malheur de se trouver dans trois pestes consécutives , sut se garantir en se lavant la bouche avec du vinaigre plusieurs fois le jour, et en respirant continuellement auprès des malades une éponge qui en était imbibée. M. *Clerc* était d'avis qu'on portât sur son habit un grand surtout de toile cirée , ayant soin de le parfumer plusieurs fois le jour avec la vapeur du vinaigre chaud, et qu'on se frottât matin et soir le corps avec du vinaigre camphré. La manière dont se conduisait *Sylvius* en visitant ses malades , jointe à ce que proposait M. *Clerc* , est très-salutaire , et doit être suivie en pareil cas par les gens de l'art et par les gardes-malades.

En l'an 8 , époque où la ville de Grenoble fut affligée d'une épidémie contagieuse , je me conduisis ainsi qu'il suit :

Le matin , avant de sortir de chez moi , je fumais une demi-pipe de tabac, dans lequel je répandais quelques gouttes du vinaigre dit des *quatre-voleurs* ; j'en faisais tout autant dans ma tabatière ; je m'en lavais la bouche, la face et les mains ; j'en avalais une demi-cuillerée à café ; j'en faisais recevoir la vapeur aux habits que je devais porter ; je faisais renouveler l'air des appartemens des malades , et ordonnais des fumigations de la manière indiquée ci-après ; j'évitais de recevoir directe-

E

ment la vapeur qui s'exhalait du corps des malades ; j'avais une éponge imbibée du même vinaigre , renfermée dans une petite boîte ; et lorsque j'avais des craintes de l'infection , je la tenais devant ma bouche et mon nez , d'une main , tandis que , de l'autre , je touchais le pouls et autres parties du corps du malade , pour pouvoir ensuite faire mon ordonnance dans une autre chambre , dont les fenêtres étaient ouvertes : elle avait rapport au régime , à quelques remèdes simples , et aux fumigations ou évaporations faites avec le vinaigre radical (1), ou celui des quatre-voleurs , ou celui dit thériacal , ou enfin avec le rouge pur ou aromatisé. Je faisais appliquer sur la capacité de la poitrine et du bas - ventre du malade , un linge imbibé d'un de ces derniers vinaigres ; j'ordonnais d'avaler dans la matinée , soit duvinaigre des quatre-voleurs , soit du vinaigre thériacal , à la dose depuis un demi-gros jusqu'à trois , non-seulement comme anti-pesti-

---

(1) Les fumigations du vinaigre radical changent non-seulement l'état de l'air d'un appartement , mais encore elles portent dans les organes de la respiration un puissant stimulant, qui soutient les forces vitales à un degré d'énergie capable de résister à l'impression de la contagion. Ainsi , dans tous les cas où il ne s'agit pas d'opérer sur de grands foyers d'infection , comme les lazarets , les salles d'hôpitaux , les maisons de détention , on peut faire usage de ces préservatifs, d'autant mieux qu'ils n'entraînent aucun inconvénient, et qu'on peut se les procurer à peu de frais et les porter sur soi dans un petit flacon , pour s'en servir avec sûreté dans les cas nécessaires.

lentiel, mais encore comme cordial, tonique, sudorifique, vermifuge, et le tout selon les cas.

J'avais une si grande confiance au vinaigre dit des *quatre-voleurs*, que j'en publiai la recette d'après *Baumé*, pour en faciliter l'usage au public.

Non-seulement les personnes exerçant l'art de guérir pourraient en faire usage, mais encore les confesseurs, les notaires qui sont obligés de parler aux malades de très-près.

A l'égard du traitement général, je suivais celui que j'ai indiqué dans les observations insérées dans la dernière édition du *Guide pour la conservation de l'homme*.

Telles sont, en général, les précautions qui me paraissent les plus utiles.

Au surplus, je renvoie mes lecteurs, soit pour les moyens préservatifs, soit pour les curatifs, aux divers ouvrages qui ont traité de cette matière ; tels sont ceux de MM. *Vic-d'Azir*, *Chaussier*, *Mauduit*, *Hallé*, *Degenettes*, *Thouret*, *Portal*, etc.

Ceux des chimistes modernes ne doivent point être oubliés, tels que ceux de MM. *Lavoisier*, *Guiton-Morveaux*, *Fourcroi*, *Chaptal*, etc.

Que d'hommages, que de reconnaissance ne devons-nous pas à ces hommes que la France doit s'enorgueillir de posséder ! Ils ont consacré leur tems à rechercher les causes des contagions, les moyens de prévenir la propagation d'un fléau terrible, d'un principe éminemment destructeur, qui souvent moissonna des villes, dépeupla des armées, ravagea des nations en frappant rapidement ses victimes,

et en portant avec lui la terreur et la déso-
lation.

Heureux si le recueil d'observations que je
présente au public , peut lui être de quelque
utilité ! alors j'aurai la satisfaction d'avoir payé
à la société une partie de la dette dont tous
les hommes lui sont plus ou moins tributaires.

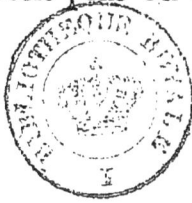

INSTRUCTION

www.ingramcontent.com/pod-product-compliance
Lightning Source LLC
Chambersburg PA
CBHW070832210326
41520CB00011B/2231